AROMATHERAPIE

DER KLEINE GUIDE

Die Originalausgabe erschien 2020 in Großbritannien bei
OH!, 20 Mortimer Street , London W1T 3JW, www.welbeckpublishing.com

Redaktionelle Beratung: Sasha Fenton
Redaktion: Angela Mogridge, Victoria Godden
Projektmanagement: Russell Porter
Design: Ben Ruocco
Herstellung: Rachel Burgess

Die Ratschläge in diesem Buch sind von der Autorin und vom Verlag sorgfältig erwogen und geprüft worden. Dennoch kann eine Garantie nicht übernommen werden. Eine Haftung des Verlags für Personen-, Sach- und Vermögensschäden ist ausgeschlossen.

moses. Verlag GmbH, Arnoldstraße 13d, 47906 Kempen
Fon 02152-209850, Fax 02152-209860
Mail info@moses-verlag.de, www.moses-verlag.de

ISBN 978-3-96455-173-3

Übersetzung aus dem Englischen: Stephanie Kuballa-Cottone
Layout, Typographie, Satz, Lektorat, Redaktion: Weiß-Freiburg – Grafik und Buchgestaltung
Coverdesign: Sandra Kretzmann
Produktmanagement: Tanja Mues

Bildnachweise:
© Innenillustrationen bei Creative Market: Seamless Patterns & Mandalas, Seiten 9–10, 15, 19, 21–22, 35, 38, 49, 69, 84, 93, 133–134, 141–142, 150, 152, 183
© Coverillustrationen bei Creative Market (Born in Epic, Celeste Magic Kit)

Printed in China

FSC
www.fsc.org
MIX
Papier aus verantwortungsvollen Quellen
FSC® C144853

AROMATHERAPIE

DER KLEINE GUIDE

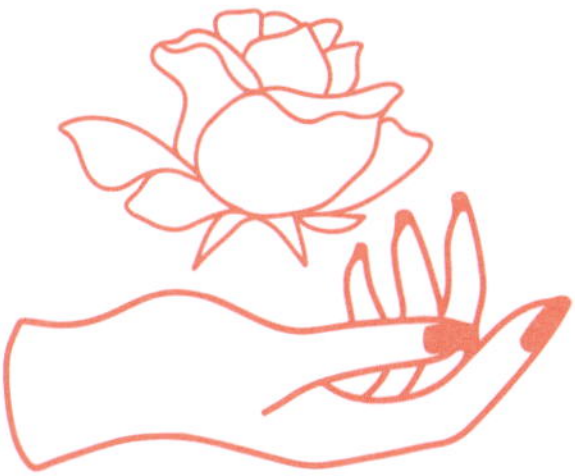

Angela Mogridge

moses.

INHALT

„Die Aromatherapie ist ein behutsames, unmittelbar wirksames Heilverfahren mit dem Ziel, Entspannung herbeizuführen, Energie zu spenden, die Auswirkungen von Stress abzumildern sowie Körper, Geist und Seele wieder ins Gleichgewicht zu bringen."

ROBERT TISSERAND

EINLEITUNG

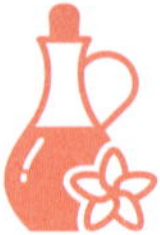

WAS IST AROMATHERAPIE?

Aromatherapie ist eine Form der alternativen Medizin, bei der aus Pflanzen gewonnene Öle zur Verbesserung des körperlichen und psychischen Wohlbefindens genutzt werden.

Die sogenannten *ätherischen Öle* befinden sich in den Blüten, Blättern, Wurzeln, Rinden oder dem Harz der Pflanzen. Jedes Öl hat spezielle heilende Eigenschaften und einen charakteristischen Duft. Man kann auch mehrere Öle kombinieren, um die Wirkung zu verstärken.

Aromatherapie wird oft als *ganzheitliche Medizin* bezeichnet, weil sie den ganzen Menschen heilt – Körper, Geist und Seele.

WICHTIGER HINWEIS

Komplementärmedizinische Therapien können hilfreich sein, aber wenn ein gesundheitliches Problem vorliegt, muss eine Ärztin oder ein Arzt konsultiert und die verordnete Arznei eingenommen werden. Bestimmte alternative Heilverfahren, darunter auch die Aromatherapie, können bei gleichzeitiger Einnahme von konventionellen Medikamenten unerwünschte Nebenwirkungen hervorrufen.

Die Beipackzettel sollten daher immer aufmerksam studiert werden, unabhängig davon, ob es sich um verschreibungspflichtige oder frei verkäufliche Medikamente handelt.

KAPITEL 1

ÜBER DEN DUFT

Der Geruchssinn gilt als einer der fundamentalsten und ältesten Sinne des Menschen. Da er als einziger Sinn mit dem limbischen System im Gehirn verbunden ist, kann er starke emotionale Reaktionen hervorrufen und eindringliche Erinnerungen wecken.

Diese Tatsache ist Marketingfirmen nicht entgangen. Bei einem Tankstellen-Experiment stieg der Getränkeverkauf um 300 %, als der Duft von frisch gebrühtem Kaffee durch die Klimaanlage gepumpt wurde.

„Der Duft ist ein starker Zauber, der uns Tausende von Meilen weit und quer durch all unsere erlebten Jahre befördert."

HELEN KELLER

HÄTTEN SIE’S GEWUSST?

- Für die Herstellung eines Tropfens Rosenöl sind die Blütenblätter von 30 Rosen nötig.
- In einem Fläschchen Lavendelöl stecken mehrere Kilogramm Lavendelblüten.
- Die Bibel erwähnt ätherische Öle über 150-mal als Heilmittel.
- Die Verwendung von ätherischen Ölen als Putz- und Reinigungsmittel ist chemischen Produkten mit ihren oftmals giftigen Inhaltsstoffen vorzuziehen.

„Die Blume wird die Menschheit retten."

PROPHEZEIUNG DER MAYA

KURZER BLICK in die GESCHICHTE

3500 v. Chr. verbrannten ägyptische Priesterinnen Weihrauch, um den Geist zu klären, während die Römer verschiedene ätherische Öle für Massagen verwendeten. Im England des 17. Jahrhunderts hielten sich die reichen Leute kugelförmige Parfumdosen, die mit Orangen und Gewürznelken gefüllt waren, vor die Nase, wenn sie übelriechende Wohnviertel durchquerten. Gesichtsmasken, in denen Kräuter steckten, sollten vor der Pest, dem Englischen Schweißfieber und anderen Krankheiten schützen. Der Begriff „Aromatherapie" im Sinne der heutigen Verwendung von ätherischen Ölen wurde 1937 von dem französischen Chemiker und Parfümeur René-Maurice Gattefossé geprägt.

„Man stelle sich vor, ein Überlebender einer gescheiterten Zivilisation wollte mithilfe eines zerfledderten Buches über Aromatherapie eine Cholera-Epidemie eindämmen. Dennoch würde man in den Trümmern eher so ein Buch finden als einen umfassenden medizinischen Text."

JAMES LOVELOCK

DIE VERWENDUNG von ÄTHERISCHEN ÖLEN

Die vielleicht entspannendste und effektivste Anwendungsmöglichkeit von ätherischen Ölen ist die Massage. Zwei oder drei Öle werden mit einem Basisöl (z. B. Mandelöl) vermischt und ihre Wirkstoffe während des Massierens über die Haut in den Körper aufgenommen. Hierzu müssen Sie sich entweder in die Hände einer qualifizierten Masseurin bzw. eines kundigen Masseurs begeben oder sich entsprechende Selbstmassagetechniken aneignen.

Ein sehr einfacher Weg, die wohltuende Wirkung der Aromatherapie zu erfahren, ist der Zusatz von einigen Tropfen ätherischen Öls zum Badewasser. Zünden Sie eine Kerze an, lehnen Sie sich zurück und genießen Sie den entspannenden Duft von Jasmin, Rose oder Ylang-Ylang. Für das ultimative Verwöhnprogramm könnten Sie außerdem ein wenig Zedernholz- oder Muskatellersalbeiöl in die Kopfhaut einmassieren, bevor Sie in die Wanne steigen.

Leiden Sie unter verstopften Nasennebenhöhlen? Eukalyptus, Thymian, Zitrone und Teebaum sind für ihre antibakteriellen Eigenschaften bekannt, lindern wirkungsvoll Erkältungsbeschwerden und befreien die Nase. Geben Sie einfach fünf Tropfen des gewählten ätherischen Öls in eine große Schüssel siedenden Wassers und inhalieren Sie, mit einem Handtuch über Kopf und Schüssel, die heilsamen Dämpfe.

Brauchen Sie etwas, um hartnäckige Kopfschmerzen zu bekämpfen? Etwas gegen Muskelkater oder Bauchkrämpfe? Geben Sie einige Tropfen ätherisches Öl in eine Schüssel mit warmem Wasser. Dann tauchen Sie ein Baumwolltuch ein, wringen es aus und machen damit einen feuchten Umschlag an der schmerzenden Stelle. Probieren Sie es mit Pfefferminze, Lavendel oder Kamille.

Ätherische Öle entfalten ihre Wirkung nicht nur im direkten Körperkontakt, sondern auch als Raumduft, indem sie eine bestimmte Stimmung erzeugen. Weit verbreitet ist der Einsatz von Duftkerzen, bei denen das Schmelzen des Wachses die Wirkstoffe freisetzt. Sie können auch eine Duftlampe oder einen Diffuser verwenden, um das Aroma im Raum zu verteilen.

„Aromatherapie ist ungemein hilfreich. Wenn Sie sich ins Bett legen und einen Duft haben, der den Geist beruhigt, werden Sie besser einschlafen können."

DEEPAK CHOPRA

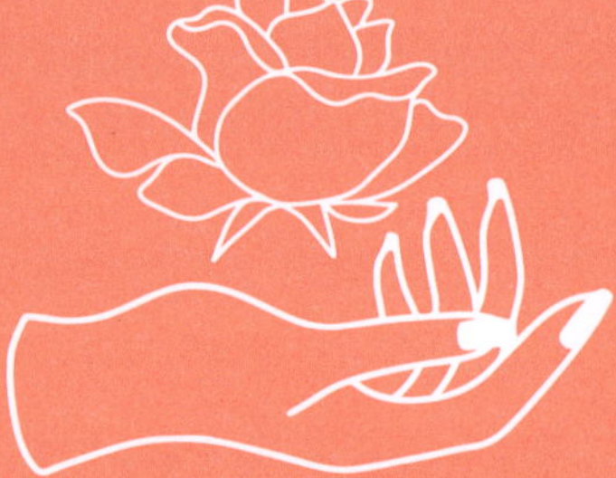

KAPITEL 2

Die wichtigsten ÄTHERISCHEN ÖLE

Wie Sie sich wahrscheinlich denken können, gibt es eine fast unendliche Zahl an ätherischen Ölen, jedes davon mit vielen verschiedenen Heilwirkungen.

Je nachdem, was Sie gerade brauchen, können Sie die Öle einzeln oder in speziellen Mischungen verwenden. So lassen sich Beschwerden aller Art mit individuell abgestimmten Aromatherapie-Rezepturen bekämpfen.

„Wer nicht schon früh im Leben zumindest den Sinn für die Natur vermittelt bekommen hat, ist sehr zu bedauern."

JANE AUSTEN

BASILIKUM

Basilikumöl, auch als „Öl der Erneuerung“ bezeichnet, wird aus dem bekannten Küchenkraut destilliert und hat einen süßen, würzigen, manchmal anisartigen Duft. Es verhilft zu einem klaren Geist, lindert Prüfungsangst und reduziert die Nervosität vor einem Vorstellungsgespräch. Außerdem wird ihm eine unterstützende Wirkung bei der Überwindung von Suchtproblemen nachgesagt.

Basilikum harmoniert gut mit Geranium, Bergamotte und allen Zitrusölen. Nur in geringen Dosen verwenden.

Weitere Anwendungsmöglichkeiten:

	Kopfschmerzen
	verstopfte Nasennebenhöhlen
	Ohnmacht
	Müdigkeit oder schmerzende Muskeln
	innere Unruhe und Angstzustände
	fehlende geistige Klarheit, Vergesslichkeit
	Konzentrationsmangel
	Erschöpfung
	Orientierungslosigkeit
	Nervosität

BENZOE

Das goldene, dickflüssige Benzoeöl wird aus dem Baumharz gewonnen und verströmt einen durchdringenden, vanilleartigen Duft. Benzoe wärmt und beruhigt die Haut.

Es wirkt stimmungsaufhellend, antiseptisch, entzündungshemmend und antirheumatisch. Benzoe harmoniert mit Orange, Koriander, Weihrauch, Bergamotte, Wacholder, Lavendel, Myrrhe, Rose, Zitrone und Sandelholz.

Weitere Anwendungsmöglichkeiten:

	Förderung der Durchblutung
	Vorbeugung gegen Blutvergiftung
	Verdauungsförderung
	Pusteln und Blasen
	Niedergeschlagenheit
	Ängstlichkeit
	entfernt schlechte Gerüche
	schützt offene Wunden vor einer Infektion
	Arthritis
	Husten
	schuppige, rissige oder trockene Haut
	Einsamkeit
	Anspannung und Nervosität
	Traurigkeit

BERGAMOTTE

Bergamotteöl, auch „Öl der Selbstakzeptanz" genannt, wird aus der Schale einer kleinen, orangenähnlichen Frucht gewonnen. Sein süßes, leichtes Zitrusaroma harmoniert mit vielen anderen Düften und ist aufgrund seiner beruhigenden Wirkung häufig Bestandteil von Massageöl. Bergamotte kommt besonders jenen zugute, die ein Problem mit Selbstliebe und Selbstwertgefühl haben, und hilft sogar gegen das „Montagmorgen-Gefühl".

Hinweis: Bergamotteöl nicht anwenden während des Sonnenbades oder der Solariumbenutzung sowie in den drei Stunden davor.

Weitere Anwendungsmöglichkeiten:

	Unterstützung des Verdauungssystems
	Niedergeschlagenheit
	PMS (prämenstruelles Syndrom)
	Ängstlichkeit
	Schüchternheit
	Stress
	Hautverjüngung
	fehlendes Selbstvertrauen
	Reue
	Verzagtheit
	Reiseübelkeit
	Sorgen

CAJEPUT

Das durchdringend süßlich duftende Cajeputöl ist häufig Bestandteil von Kosmetika und Parfums. Es hat stark antiseptische Eigenschaften und kann außerdem krampflösend, schmerzlindernd und abschwellend wirken.

Weitere Anwendungsmöglichkeiten:

	Erkältung
	Bronchitis
	Sinusitis
	Ruhr
	Arthritis und Rheuma

	Akne
	Insektenstiche
	Kopf-, Ohren- und Zahnschmerzen
	Zynismus
	Verbesserung des Gedächtnisses
	Kehlkopfentzündung
	Asthma
	Koliken
	Erbrechen
	Muskelschmerzen
	Psoriasis
	Gicht
	Zwanghaftigkeit
	Desorientiertheit
	Unentschlossenheit

CITRONELLA

Wenn Sie jemals auf dem Balkon oder der Terrasse eine gelbe Kerze angezündet haben, um Stechmücken fernzuhalten, dann kennen Sie Citronellaöl und seinen süßen, zitronigen Duft bereits.

Als Gewürz ist Citronella unter der Bezeichnung Zitronengras bekannt. Das Öl wehrt nicht nur Insekten ab, sondern ist dank seiner frischen Note auch häufig Bestandteil von Deos, Luft- und Textilerfrischern oder Fußsprays. Es harmoniert mit anderen Mitgliedern der Zitrusfamilie wie Grapefruit, Zitrone, Limette, Orange, Petit Grain und Mandarine.

*„Ich glaube,
dass ätherische Öle sich eines
Tages als unverzichtbare Waffe im
Kampf gegen antibiotikaresistente
Bakterienstämme erweisen
könnten."*

ANDREW WEIL

„Zimt- und Eukalyptusöl sind ebenso wirksam gegen bestimmte Mikroorganismen wie konventionelle Antibiotika und sind besonders effektiv gegen Grippe.“

ROBERT TISSERAND

„Ich befasse mich intensiv mit Aromatherapie.“

SHARON STONE

EUKALYPTUS

Eukalyptusöl wärmt den Körper im Winter und kühlt ihn im Sommer. Es wirkt stimulierend und ausgleichend und hat stark antiseptische Eigenschaften. Die australischen Aborigines setzen die Pflanze und ihr Öl traditionell gegen zahllose Beschwerden ein. Die Blätter – einziges Nahrungsmittel von Koalabären – werden z. B. geraucht, um Asthma zu lindern.

Eukalyptusöl kommt häufig in der Sauna und im Wellnessbereich zum Einsatz. Sein Aroma kann andere ätherische Öle leicht überdecken, daher wird es meist als alleiniges Öl eingesetzt und selten mit anderen kombiniert.

Aufgrund seiner heilsamen Wirkung auf die Atemorgane und bemerkenswerten antimykotischen, antiseptischen und antiviralen Eigenschaften wird Eukalyptusöl außerdem eingesetzt bei:

	Asthma und Bronchitis
	Sinusitis
	Fieber
	Erkältung, Schnupfen, Grippe
	Kopfschmerzen
	Diabetes

„Die Erde lacht in Blumen."

RALPH WALDO EMERSON

„Ihre Frucht wird zur Speise dienen und ihre Blätter zur Arznei.“

HESEKIEL 47,12

FENCHEL

Das bekannte Küchenkraut zeichnet sich durch einen intensiven Lakritzgeschmack und -duft aus. Die Römer liebten Fenchel und glaubten, er mache stark und mutig und schenke ein langes Leben. Fenchelöl harmoniert mit Basilikum, Geranium, Lavendel, Zitrone, Rosmarin und Sandelholz. Während der Schwangerschaft ist allerdings Vorsicht geboten, und wer zu Krampfanfällen neigt, sollte generell verzichten. Fenchel beruhigt die Verdauung, bringt die Hormone ins Gleichgewicht und ist außerdem in folgenden Fällen hilfreich:

	Magenschmerzen
	Völlegefühl und Blähungen

	übermäßiger Appetit
	Übelkeit
	geringfügige Hautreizungen
	Regulierung des Menstruationszyklus
	Linderung von Regelschmerzen
	fehlende Motivation
	Wundheilung
	niedriges Selbstwertgefühl, Selbstzweifel
	Verdauungsbeschwerden
	Koliken
	Cellulite
	Starrsinn
	Vermeidung von Magenkrämpfen
	Steigerung der Ausdauer
	Verstopfung

GERANIUM

Dank seines frischen, aber intensiven, stark an Rosen erinnernden Duftes ist Geranienöl ein wichtiger Bestandteil teurer Parfums und Kosmetika.

Geranium ist für seine ausgleichende Wirkung bekannt und kann als Beruhigungsmittel, aber auch als Stimmungsaufheller fungieren. Es hilft, Angstgefühle oder Niedergeschlagenheit zu lindern und besänftigt innere Unruhe und Anspannung. Ausgleichend, entgiftend, regulierend und lockernd – dieses Wunderöl kann fast alles!

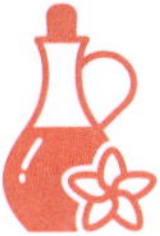

Weitere Anwendungsmöglichkeiten:

	Hormonbalance
	PMS
	Stärkung des Immunsystems
	unruhiger Geist
	Stimmungsschwankungen
	Magenverstimmungen
	Stabilisierung des Blutdrucks
	Infektionen im Mund- und Rachenraum
	Menopause
	Dermatitis
	Stress
	Unnachgiebigkeit
	Wundbehandlung
	Harnwegs-, Leber-, Kreislaufprobleme

GEWÜRZNELKE

Nelkenöl wirkt stark antiseptisch und wird traditionell bei Zahnschmerzen angewandt. Durch seine entzündungshemmenden und schmerzstillenden Eigenschaften passt es gut in das Erste-Hilfe-Set. Sein intensives Aroma gefällt nicht jedem, was aber von seiner positiven Wirkung auf die Leber und die Haut sowie im Mundraum wettgemacht wird.

*Hinweis: Nelkenöl sollte nur von erfahrenen Aromatherapeut*innen appliziert werden.*

Weitere Anwendungsmöglichkeiten:

	entzündetes Zahnfleisch
	Pilzinfektionen
	Schutz vor Bakterien und Viren
	Reiseübelkeit
	Blähungen
	Stärkung des Immunsystems
	Verlangsamung der Hautalterung
	Verdauungsbeschwerden
	Völlegefühl
	Magengeschwüre

GRAPEFRUIT

Mit seinem herben, fruchtig-frischen Aroma wirkt Grapefruitöl geistig aufbauend und belebend. Auf physischer Ebene kann Grapefruit den Appetit zügeln und den Stoffwechsel ankurbeln und hilft somit bei Verdauungsproblemen.

Grapefruitöl entgiftet das Lymphsystem und beruhigt gleichzeitig den Geist, weshalb es gut geeignet ist, stressbedingte Beschwerden zu lindern, wie zum Beispiel:

	Verbitterung
	fehlende Klarheit
	Verzagtheit
	Negativität
	Niedergeschlagenheit
	Stress
	Neid oder Eifersucht
	Unentschlossenheit
	Frustration

„Der Weg zur Gesundheit ist: täglich ein aromatisches Bad und eine duftende Massage.“

HIPPOKRATES

„Denn in allem Natürlichen liegt etwas Wunderbares."

ARISTOTELES

INGWER

Das aus der Ingwerknolle gewonnene Öl ist ein bekanntes Aphrodisiakum. Darüber hinaus findet Ingwer weitreichende pharmazeutische und medizinische Verwendung und ist eine beliebte Speise- und Getränkezutat. Das potente Öl sollte nur in geringen Dosen verwendet werden.

Ingwer harmoniert mit Kardamom, Zimt, Gewürznelke, Eukalyptus und Weihrauch, aber auch zitrische Öle wie Zitrone, Limette und Orange vertragen sich gut mit ihm. Ingweröl wirkt wärmend, heilsam und kräftigend und kann den Verdauungsapparat beruhigen.

Weitere Anwendungsmöglichkeiten:

	Kopfschmerzen
	Muskelschmerzen
	Krämpfe
	Impotenz
	Arthritis
	Erschöpfung
	Erkältung und Grippe

JASMIN

Das Öl, das aus der „Königin der Blumen“ gewonnen wird, zählt zu den kostbarsten Düften der Welt. Sein exotischer, blumiger, fast honigähnlicher Duft macht es zu einem beliebten Massageöl.

Jasminöl kann Stimmungen rasant und dramatisch verändern. Es belebt und hebt die Laune, ersetzt negative durch positive Gedanken und Traurigkeit durch Freude. Es hilft, sich mit der eigenen intuitiven Weisheit zu verbinden, sich emotional zu öffnen und psychisch weiterzuentwickeln. Jasmin macht uns empfänglicher für Liebe, Vertrauen und Glück.

Weitere Anwendungsmöglichkeiten:

	Teilnahmslosigkeit
	Traurigkeit und Niedergeschlagenheit
	Stress und Anspannung
	fehlendes Selbstvertrauen
	mentale Erschöpfung
	Schüchternheit
	Zukunftsängste
	Distanziertheit
	Negativität
	Wochenbettdepression
	Paranoia
	Angst
	Schwierigkeit, Gefühle auszudrücken

KAMILLE

Das Öl der Römischen Kamille wird aus den Blüten gewonnen und hat ein fruchtiges, apfelähnliches Aroma. Das vielseitige Öl sollte in keiner Hausapotheke fehlen, da es entzündungshemmend, schmerzlindernd und beruhigend wirkt.

Es harmoniert mit Bergamotte, Muskatellersalbei, Geranium, Jasmin, Lavendel, Sandelholz und Ylang-Ylang. Auf spiritueller Ebene soll Kamille Frieden, Liebe und Akzeptanz fördern und zu mehr Zielstrebigkeit verhelfen. Auch großen Kummer und Schockzustände kann Kamillenöl lindern.

Weitere Anwendungsmöglichkeiten:

	Muskelschmerzen
	als Beruhigungsmittel
	Frostbeulen
	Dermatitis
	Nesselsucht
	Ängstlichkeit und nervöse Anspannung
	Bettnässen
	Koliken
	Hitzewallungen
	rheumatoide Arthritis

KAMPFER

Kampferöl ist ein kraftvolles, schnell verfliegendes ätherisches Öl mit einem scharfen, durchdringenden, fast stechenden Geruch. Es ist oft Bestandteil von Medikamenten gegen Herzinsuffizienz, aber auch in alltäglicheren Arzneien zur Linderung von Erkältungs- und Grippesymptomen. Dank seiner wärmenden Wirkung ist Kampfer ideal für den Winter. Ein paar Tropfen ins heiße Wasser geben und fertig ist das Inhalationsmittel gegen Schnupfen und Nebenhöhlenentzündung. Das Öl ist ein gutes Antiseptikum bei Mückenstichen und kann, in Gestalt einer Duftkerze oder im Diffuser, die Blutsauger auch vertreiben.

Hinweis: Kampferöl darf nur in sehr geringen Dosen verwendet werden, da es toxisch sein kann.

„Wenn du zwei Brote hast, so verkaufe eines und kaufe dir dafür Narzissen, denn das Brot nährt deinen Körper, die Narzissen aber nähren deine Seele."

DER KORAN

KARDAMOM

Kardamomöl hat ein intensives, würziges, warmes, manchmal minzähnliches Aroma. Das vor allem in der arabischen und indischen Küche beliebte Gewürz wird in Pulverform auch gegen Bluthochdruck angewandt. Als ätherisches Öl hilft Kardamom bei Verdauungsproblemen und, dank seiner antibakteriellen Eigenschaften, sogar bei Lebensmittelvergiftungen. Kardamomöl wird eine belebende, stimulierende Wirkung zugeschrieben. Es wird gerne bei Wutausbrüchen eingesetzt und kann helfen, in schwierigen Situationen klarer zu sehen.

Hinweis: Kardamomöl nicht bei Babys oder kleinen Kindern verwenden.

Weitere Anwendungsmöglichkeiten:

	Koliken (bei Erwachsenen)
	Pilzinfektionen
	Ängstlichkeit
	Affektstörung
	Magenverstimmung
	Verdauungsbeschwerden
	Asthma
	Verwirrtheit
	Egoismus
	Atemwegserkrankungen

KIEFER

Das aus den Nadeln gewonnene Öl hat ein frisches, durchdringendes Waldaroma und kommt häufig in Putz- und Desinfektionsmitteln vor. In der Erkältungszeit sollte jeder Kiefernadelöl zu Hause haben, um die Raumluft zu reinigen und Atembeschwerden zu lindern. Seine starken Heilkräfte waren bereits im alten Ägypten, im antiken Griechenland und in Arabien bekannt.

Menschen mit Lungen- und Atemproblemen fühlen sich in Gegenden wohl, wo viele Kiefern wachsen und für saubere Luft sorgen. Die Indigenen Amerikas nutzten Kiefernadelöl, um Flöhe und Läuse zu vertreiben und um Skorbut vorzubeugen.

Weitere Anwendungsmöglichkeiten:

	Bronchitis
	Verdauungsbeschwerden
	Hautausschlag
	Schnittverletzungen und andere Wunden
	mentale Erschöpfung
	Hoffnungslosigkeit
	überarbeiteter Geist
	Atembeschwerden
	schmerzende, steife Gelenke und Muskeln
	Psoriasis
	Niedergeschlagenheit
	Stress

KORIANDER

Mit seinem süßen, aber würzigen Duft wirkt Korianderöl stimulierend und erfrischend. Das ätherische Öl des bekannten Küchengewürzes wird aus den Samen gewonnen. Korianderöl harmoniert mit Bergamotte, Zimt, Grapefruit, Ingwer, Neroli, Orange, Limette und Zitrone.

Dank seiner antibakteriellen Eigenschaften ist Koriander Bestandteil von Deos und Mundwasser. Korianderöl kann sowohl entspannend als auch anregend wirken, zudem unterstützt es das Verdauungs- und das Hormonsystem.

Weitere Anwendungsmöglichkeiten:

	Appetitlosigkeit
	Verdauungsbeschwerden
	Energiemangel
	überaktiver Geist (nicht abschalten können)
	fettige Haut
	Magenschmerzen und -verstimmungen
	Muskel- und Gelenkschmerzen
	fehlende Motivation
	Selbstakzeptanz

„Wenn ich mich für ein ätherisches Öl entscheiden müsste, wäre es Lavendelöl, da es antibakteriell und antiviral wirkt – praktisch, wenn die Menschen um einen herum krank sind. Außerdem fördert es die Entspannung.“

KAREN ROSE

„Vor dem Schlafengehen träufele ich einen Tropfen Lavendelöl auf mein Kissen."

MELISSA JOAN HART

LAVENDEL

Lavendelöl ist nicht nur das bekannteste, sondern auch das vielseitigste ätherische Öl und sollte in keiner Hausapotheke fehlen. Sein wohltuender Duft ist unverkennbar und steckt in zahlreichen Kosmetika und Parfums. Zudem hält es lästige Insekten fern und sorgt dafür, dass unsere Wäscheschubladen frisch duften. Lavendelöl wirkt beruhigend und ausgleichend, sowohl physisch als auch emotional.

Weitere Anwendungsmöglichkeiten:

	Ohrenschmerzen
	Schlafstörungen
	Übelkeit und Migräne

	Arthritis
	Angstzustände
	Stimmungsschwankungen
	Sorgen
	Insektenstiche
	Akne und Hautausschlag
	Frostbeulen
	Verdauungsbeschwerden
	Prellungen und Nasenbluten
	Erschöpfung
	Hysterie, negative Gedanken
	Gelenkschwellungen und -schmerzen
	Hitzewallungen
	Verbrennungen
	Ruhelosigkeit

„Geben Sie einen Tropfen Lavendelöl auf Ihre Hand und lassen Sie den Hund daran schnuppern, am besten in Verbindung mit angenehmen Situationen, z. B. vor dem Spaziergang. Wiederholen Sie das so oft wie möglich. Durch die positive Assoziation kann er sich beruhigen und bleibt entspannt.“

CESAR MILLAN

„Ich verwende ätherische Öle nur für Parfums.“

JESSICA CAPSHAW

LEMONGRAS

Das beliebte ätherische Öl, dessen Duft an Zitroneneis erinnert, wird gerne für Parfums verwendet. Es hat aber auch bedeutende antibakterielle Eigenschaften, weshalb es Bestandteil einiger Seifen und Gesichtsreiniger ist. Lemongrasöl wird aus den Blättern und Stängeln der Pflanze gewonnen. In der Aromatherapie lindert es Niedergeschlagenheit, innere Unruhe und Stress.

Das Öl ist außerdem ein effektives Insektenschutzmittel. Es wirkt entzündungshemmend, antimykotisch und antioxidativ.

Weitere Anwendungsmöglichkeiten:

	Fußpilz
	Magenschmerzen
	Dehydration
	erhöhte Cholesterinwerte
	Stress und innere Unruhe
	Muskelkater
	Zahnfleischentzündung
	Übelkeit
	Durchfall
	Kopfschmerzen und Migräne
	Langeweile und Desinteresse

MAJORAN

Der warme, pfeffrige, durchdringende Duft von Majoranöl gilt als sehr gesundheitsfördernd. Es steigert das Wohlbefinden und wärmt. Majoran harmoniert mit Bergamotte, Kardamom, Muskatellersalbei und Weihrauch.

Majoranöl entspannt das Gehirn und beruhigt das Nervensystem. Bereits in früheren Zeiten schätzte man seine Fähigkeit, unangenehme Gerüche zu überdecken, und im England des 17. Jahrhunderts band man hübsche Duftsträuße daraus.

Hinweis: Majoranöl nicht während der Schwangerschaft verwenden.

Weitere Anwendungsmöglichkeiten:

	Kältegefühl
	seelische Überlastung
	Hysterie
	Hyperaktivität
	Überarbeitung
	krampfende oder schmerzende Muskeln
	Ängstlichkeit und nervöse Anspannung
	Feindseligkeit
	irrationale Gedanken

MANDARINE

Mit seinem frischen, kühlenden und exotischen Aroma duftet Mandarinenöl genauso wie die Frucht, aus der es gewonnen wird.

Das Öl ist mild, wirkt aber kräftigend und beruhigend, gleichzeitig aufmunternd, belebend und anregend.

Weitere Anwendungsmöglichkeiten:

	PMS
	Morgenübelkeit
	Verdauungsbeschwerden
	Narbenbildung
	Niedergeschlagenheit
	Appetitanregung
	Schluckauf
	Schwangerschaftsstreifen
	Ängstlichkeit
	Schlafstörungen

MELISSE

Das Öl der Zitronenmelisse duftet angenehm zitronig und ist aufgrund seiner hautberuhigenden Eigenschaften häufige Zutat in Salben. Melissenöl wird auch als „Lebenselixier“ bezeichnet, weil es die Stimmung aufhellen, Traurigkeit vertreiben und das allgemeine Wohlbefinden fördern kann.

Hinweis: Melissenöl nicht während der Schwangerschaft oder bei empfindlicher Haut einsetzen.

Weitere Anwendungsmöglichkeiten:

	Erkältung
	Schwindelgefühl
	Zukunftsangst
	PMS
	Schlafstörungen
	Krämpfe
	Verdauungsbeschwerden
	Bluthochdruck
	Neurasthenie
	Schockzustände
	Ängstlichkeit und nervöse Anspannung
	Entzündungen
	Völlegefühl
	bakterielle Infektionen
	Fieber

MUSKATELLER-SALBEI

Sein blumiger, nussiger, holziger Duft erinnert teilweise an sonnenwarmes Heu. Muskatellersalbeiöl wirkt erstaunlicherweise gleichzeitig stimulierend, ausgleichend und inspirierend, dabei sinnlich und friedlich. Es harmoniert mit Jasmin, Geranium, Sandelholz, Bergamotte und Weihrauch.

Hinweis: Muskatellersalbeiöl verträgt sich nicht mit eisenhaltigen Medikamenten oder dem Genuss von Alkohol.

Weitere Anwendungsmöglichkeiten:

	Erschöpfung und Schlafstörungen
	Klaustrophobie

	Anspannung
	Stress
	Feindseligkeit
	negative Gedanken und Niedergeschlagenheit
	Haarausfall
	Impotenz
	Wunden
	Abhängigkeit
	PMS
	Zwanghaftigkeit
	Überarbeitung
	Teilnahmslosigkeit
	Melancholie
	Midlife-Crisis
	Verdauungs- und Magenbeschwerden

MYRRHE

Myrrheöl wird aus dem Harz des dornigen Baumes bzw. Strauches destilliert. Das bernsteinfarbene Öl mit dem erdigen Duft ist eines der ältesten ätherischen Öle und wird schon sehr lange in der Traditionellen Chinesischen Medizin, im Ayurveda und in der Aromatherapie verwendet. Für viele Menschen hat Myrrhe auch eine starke religiöse Bedeutung.

In biblischen Zeiten wurde Myrrheharz an heiligen Orten verbrannt, um die Luft zu reinigen. Griechische Soldaten trugen es bei sich, um nach der Schlacht ihre Wunden damit zu versorgen. Myrrhe harmoniert mit Weihrauch, Zitrone und Lavendel.

Weitere Anwendungsmöglichkeiten:

	trockener Husten
	Halsschmerzen
	Kopfschmerzen
	Gelenkschmerzen
	Infektionen im Mundraum
	Wunden
	Rückenschmerzen

NEROLI

Das aus den Blüten der Bitterorange gewonnene, erlesene ätherische Öl ist das Mittel der Wahl bei Stress, Schockzuständen und Depression. Sein wunderbarer Duft wird als exquisit, kühlend, erfrischend, beglückend, belebend, verführerisch und sinnlich beschrieben.

Für ein einzigartiges, luxuriöses Massageöl mischen Sie Neroli mit Rose, Jasmin und Ylang-Ylang. Neroliöl werden starke Heilkräfte zugesprochen. Es unterstützt die Regeneration der Hautzellen, lindert Besenreiser und verbessert die Elastizität der Haut, weshalb es eine beliebte Zutat in hochpreisigen Hautpflegeprodukten ist.

Weitere Anwendungsmöglichkeiten:

	schmerzlicher Verlust
	Hysterie
	Schockzustand
	Erschrecken
	Angst vor Prüfung oder Vorstellungsgespräch
	Niedergeschlagenheit
	tiefe Traurigkeit
	Desorientiertheit
	Ruhelosigkeit
	Stress
	Schlafstörungen
	Ängstlichkeit
	Überempfindlichkeit
	Gereiztheit

„Wenn Sie an Aromatherapie glauben, hilft sie, und wenn Sie nicht daran glauben, hilft sie auch!“

CRISTINA PROANO-CARRION

„Du salbest mein Haupt mit Öl und schenkest mir voll ein."

PSALM 23,5

ORANGE

Orangenöl trägt den Duft des Frühlings und des Sommers in sich. Es ist warm, aufheiternd, erfrischend und schenkt Leichtigkeit, Frohsinn und Optimismus. Mit seinem Duft nach frisch geriebener Orangenschale wird es häufig zum Kochen und Backen verwendet und aromatisiert z. B. Süßspeisen, Gebäck und Glühwein.

Wenn Sie das Leben zu ernst nehmen und das Lachen zu kurz kommt, ist Orangenöl genau das Richtige für Sie!

Weitere Anwendungsmöglichkeiten:

	Energiemangel
	Traurigkeit
	Angst vor dem Unbekannten
	Schlafstörungen
	Gereiztheit
	Befangenheit
	Starrsinn
	Verdauungsbeschwerden
	Niedergeschlagenheit
	Entzugserscheinungen
	Negativität
	flaues Gefühl im Magen
	Ängstlichkeit
	Langeweile
	Egoismus

PALMAROSA

Palmarosaöl hat einen frischen, grünen, blumigen Duft, der an Geranie und Rose erinnert. In Parfums, Seifen und Kosmetika ersetzt es häufig das teurere Rosenöl.

Manchmal wird sogar Tabak mit Palmarosaöl aromatisiert! Es harmoniert mit Bergamotte, Geranium, Jasmin, Patschuli, Fenchel, Lavendel, Limette, Melisse, Orange, Petit Grain, Rose, Ylang-Ylang, Rosenholz, Sandelholz und Zitrone.

Weitere Anwendungsmöglichkeiten:

	Appetitlosigkeit
	Fieber
	Magenschmerzen
	emotionaler Stress
	schmerzende Muskeln und Sehnen
	Ruhelosigkeit

PATSCHULI

Der moschusartige, süßliche Duft von Patschuliöl wird von manchen als aufdringlich empfunden. Das erdige, rauchige, holzige Aroma verleiht ihm eine exotische, geheimnisvolle Aura. Dank seiner klärenden und erdenden Wirkung kann es helfen, Ängste zu überwinden oder die Dinge klarer zu sehen.

Dem Öl werden aphrodisierende Eigenschaften zugeschrieben, außerdem kann es als Gegengift bei Schlangenbissen eingesetzt werden und Insektenstiche lindern.

Hinweis: Patschuliöl nur in geringen Mengen verwenden, da es bei Überdosierung sedativ wirkt.

Weitere Anwendungsmöglichkeiten:

	Kopfschmerzen
	Viruserkrankungen
	Niedergeschlagenheit
	Besorgnis
	rissige Haut
	Wassereinlagerungen
	Fieber
	Lethargie
	Ängstlichkeit
	Klarheit
	wunde Stellen
	Cellulite

„Ob Sie's glauben oder nicht: Ich bin ein großer Fan von Patschuliöl. Ich weiß, dass den Duft nicht jeder mag. Ich kombiniere es meist mit anderen ätherischen Ölen, da gibt es viele Mischungen, die ich mag."

OLIVIA WILDE

„Im Hause des Weisen ist ein lieblicher Schatz und Öl.“

SPRÜCHE SALOMOS 21,20

PETIT GRAIN

Das frische, leichte, florale und zitrusartige Aroma von Petit Grain wird oft als etwas herbere Variante von Neroli beschrieben.

Petit-Grain-Öl hat eine ausgleichende Wirkung. Es entspannt und beruhigt, weckt aber auch die Lebensgeister.

Weitere Anwendungsmöglichkeiten:

	erhöhter Puls
	Atembeschwerden
	Hautunreinheiten und Akne
	emotionaler Stress
	Schlafstörungen
	Muskelkrämpfe
	Unterstützung der Verdauungsfunktionen
	Niedergeschlagenheit
	Wutanfälle und Panikattacken

PFEFFERMINZE

Pfefferminzöl kühlt, wenn es warm ist, und wärmt in der Kälte. Es wirkt erfrischend, reinigend und anregend und gehört in jede Hausapotheke. Es sorgt für einen klaren Kopf, stimuliert die Sinne und stärkt den Körper. Minzöl lindert Verdauungsbeschwerden und ist bei ersten Anzeichen einer Erkältung das Mittel der Wahl.

Weitere Anwendungsmöglichkeiten:

	Schmerzen
	Dermatophytose (Tinea)
	Reiseübelkeit
	Juckreiz
	Atemwegserkrankungen
	Vergesslichkeit

	Hysterie
	Zorn
	Energiemangel
	Schockzustand
	müde Füße
	Übelkeit
	Krätze
	Kopfschmerzen und Migräne
	Neuralgien
	Verdauungsbeschwerden
	Niedergeschlagenheit
	mentale Erschöpfung
	nervöses Zittern
	Gedächtnisverlust
	Mattigkeit

ROSE

Das Öl der „Königin der Blumen“ ist das teuerste ätherische Öl, das es in Reinform zu kaufen gibt. Daher werden die meisten Rosenöle verdünnt angeboten, häufig mit Traubenkernöl. Sein betörender Duft ist filigran, aber intensiv. Rosenöl ist ein bekanntes Aphrodisiakum, das auf mehreren Ebenen wirkt. Es beruhigt und baut nervöse Anspannung ab, gleicht emotionale Dysbalancen aus, hebt die Stimmung und fördert das allgemeine Wohlbefinden.

Weitere Anwendungsmöglichkeiten:

	Allergien
	Abhängigkeit
	PMS und Menstruationsbeschwerden

	Fieber, Husten und Halsschmerzen
	Niedergeschlagenheit
	Anhänglichkeit
	Angstzustände
	Neurasthenie
	Traurigkeit
	Kater
	Migräne und Kopfschmerzen
	Durchblutungsstörungen
	Zahnfleischerkrankungen
	Gürtelrose
	Schlafstörungen
	schmerzlicher Verlust und Kummer
	Reue
	Todesangst

ROSENHOLZ

Rosenholzöl hat ein pfeffriges, süßes und schwach blumiges Aroma. Es ist sehr sanft und daher häufig in Hautpflegeprodukten zu finden. Das vielseitige Öl harmoniert mit zahlreichen anderen Ölen.

Der Rosenholzbaum ist in seinem Bestand stark gefährdet. Achten Sie beim Kauf auf die Herkunft!

Weitere Anwendungsmöglichkeiten:

	Husten
	Bronchitis
	Akne

	Psoriasis
	Insektenstiche
	Rekonvaleszenz
	ausgeprägte Tagträume
	Instabilität
	Ängstlichkeit
	Mandelentzündung
	Stresskopfschmerzen
	Hautausschlag
	Narbenbildung
	brennender Schmerz
	Besorgnis und Nervosität
	Übellaunigkeit
	Niedergeschlagenheit
	Stress

ROSMARIN

Dank seiner universellen Heilkräfte ist Rosmarinöl in der Aromatherapie sehr beliebt. Es verhilft zu einem klaren Kopf und verscheucht negative Gedanken. Sein durchdringender, holzig-grasiger Duft wirkt anregend, es sollte aufgrund seiner Intensität aber sparsam eingesetzt werden. Rosmarin harmoniert mit Basilikum, Bergamotte, Zedernholz, Grapefruit, Limette und Orange.

Hinweis: Nicht anwenden bei Schwangerschaft, Bluthochdruck oder Epilepsie.

Weitere Anwendungsmöglichkeiten:

	Frostbeulen
	Muskelschmerzen, schlechte Durchblutung
	Schuppen

	Migräne und Kater
	erhöhte Cholesterinwerte
	Ohnmacht und Desorientiertheit
	fettige Haut
	Verbrennungen und Wunden
	Cellulite
	Verbesserung des Gedächtnisses
	schlechte Verdauung und Verstopfung
	Müdigkeit
	Niesanfälle
	Arthritis
	Pilzinfektionen
	Hautunreinheiten und Akne
	Unentschlossenheit
	Trägheit und Lethargie

SALBEI

Salbeiöl hilft, eine beruhigende und entspannende Umgebung zu schaffen. Es harmoniert mit Muskatellersalbei, Bergamotte, Zitrone und schwarzem Pfeffer.

*Hinweis: Salbeiöl sollte nur in geringen Dosen und am besten nur von qualifizierten Aromatherapeut*innen verabreicht werden.*

Weitere Anwendungsmöglichkeiten:

	Verbesserung des Gedächtnisses
	Stress
	Niedergeschlagenheit
	innere Unruhe
	erhöhte Cholesterinwerte
	Anregung des Stoffwechsels
	schuppiges und fettiges Haar

SANDELHOLZ

Sandelholzöl hat ein holziges, süßes Aroma und ist vielfältig einsetzbar. Traditionell wird es mit dem Ausdruck der eigenen Persönlichkeit assoziiert.

Es ist häufig in Räucherwerk, Parfum und Hautpflegeprodukten enthalten. Sandelholz ist gut für Körper, Geist und Seele, und es soll aphrodisierend wirken.

Weitere Anwendungsmöglichkeiten:

	Bronchitis
	Sinusitis
	trockener Husten
	Blasenentzündung

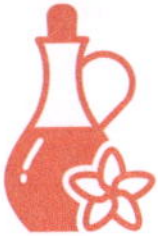

	Schnupfen
	Angst
	Niedergeschlagenheit
	Egoismus
	Gereiztheit
	Neurasthenie
	Halsschmerzen
	Tinnitus
	Stimmverlust
	Hautausschlag
	Zynismus
	Unsicherheit
	Stress
	Reizempfindlichkeit
	Teilnahmslosigkeit

SCHWARZER PFEFFER

Das mit Klarheit und Ehrlichkeit assoziierte Pfefferöl hilft Menschen, ihre wahren Gefühle zu äußern. Schwarzer Pfeffer zählt zu den ältesten bekannten Gewürzen. Sein sehr stimulierendes ätherisches Öl ist reich an Antioxidantien, was sich verdauungs- und durchblutungsfördernd auswirkt. Das scharfe, würzige Pfefferöl harmoniert mit Basilikum, Bergamotte, Weihrauch, Geranium und Rosmarin. Es wirkt außerdem gefäßerweiternd und hilft damit, Schmerzen zu lindern.

Weitere Anwendungsmöglichkeiten:

	Verstopfung
	Muskelkater
	Unwohlsein
	Verdauungsbeschwerden
	Grippe
	Fieber
	Magenschmerzen
	Ängstlichkeit

TEEBAUM

Teebaumöl verströmt einen ausgeprägten Arzneigeruch. Es ist antibakteriell, antimykotisch und regt das Immunsystem an.

Dieses natürliche „Erste-Hilfe-Elixier“ unterstützt unseren Organismus bei der Abwehr von Erregern und kann die Dauer von Erkrankungen verkürzen. In der Erkältungs- und Grippezeit ist Teebaumöl somit überaus nützlich.

Weitere Anwendungsmöglichkeiten:

	Pilzinfektion
	Herpes
	Pfeiffersches Drüsenfieber

	Zahnschmerzen
	Warzen
	Windelausschlag
	Rekonvaleszenz
	mentale Erschöpfung
	Hysterie
	Aphthen
	Dermatophytose (Tinea)
	Spinnenbisse und Skorpionstiche
	Fußpilz
	trockene Kopfhaut und Schuppen
	Windpocken und Gürtelrose
	Hautunreinheiten
	Schockzustände

THYMIAN

Das aus den Blüten des bekannten Küchenkrautes destillierte ätherische Öl hat eine antibakterielle Wirkung.

Römische Soldaten sollen ein Thymianbad genommen haben, bevor sie in die Schlacht zogen, um an Mut zu gewinnen. Die Ägypter wiederum haben mit Thymianöl ihre Toten einbalsamiert.

*Hinweis: Thymianöl sollte nur von qualifizierten Aromatherapeut*innen verabreicht werden.*

Weitere Anwendungsmöglichkeiten:

	Förderung der Durchblutung
	Stärkung des Immunsystems
	Gelenkschmerzen
	Krämpfe und Zuckungen
	Akne
	Blutgerinnsel
	Unterstützung des Verdauungssystems
	Racheninfektionen
	bakterielle Infektionen
	Windpocken- und Masernnarben

VETIVER

Der erdige, dichte, moschusartige Duft des Vetiveröls wird häufig mit Myrrhe und Patschuli verglichen.

Es hat ähnliche Eigenschaften wie das weibliche Geschlechtshormon Östrogen und kann sich daher in den Wechseljahren, wenn die Hormonproduktion abnimmt, als sehr nützlich erweisen.

Weitere Anwendungsmöglichkeiten:

	Arthritis und Rheuma
	feuchtigkeitsspendend für reife Haut
	Überempfindlichkeit
	emotionaler Schock oder Trauma
	Neurasthenie
	Schmerzen
	Hautregeneration
	Entspannung
	Magersucht
	Mottenabwehr

WACHOLDER

Das aus den Beeren destillierte Wacholderöl verfügt über reinigende Eigenschaften. Es klärt den Geist und verjüngt den Körper. Sein warmes, rauchiges, balsamisches Aroma erinnert an den Geruch von Gin oder sogar Terpentin. Viele greifen auf Wacholderöl zurück, um vor dem Meditieren den Raum zu reinigen.

In Zeiten großer Herausforderungen oder Belastungen kann das Öl, das sowohl anregend als auch entspannend wirkt, die Laune heben und neuen Mut geben.

Weitere Anwendungsmöglichkeiten:

	durch Arthritis verursachte Schwellungen
	Kater
	Heuschnupfen
	Lethargie
	Sorgen
	steife Gelenke
	Dermatitis, Akne und andere Hautprobleme
	Krämpfe
	Wassereinlagerungen
	Blasenentzündung
	Angstzustände und innere Unruhe
	Einschlafschwierigkeiten
	Mundgeruch

WEIHRAUCH

Weihrauchöl verströmt einen warmen, würzigen Duft und wird häufig bei Meditationen eingesetzt. Sein berauschendes Aroma vermittelt ein Gefühl von Geborgenheit. Weihrauch kann nicht nur auf eine lange Tradition in religiösen Zeremonien und Ritualen zurückblicken, sondern ist heute auch vermehrt Bestandteil von Medikamenten und teuren Parfums.

Mit seinen stark entzündungshemmenden Eigenschaften stimuliert es das Nervensystem und wird außerdem für seine beruhigende Wirkung während der Geburt geschätzt.

Weitere Anwendungsmöglichkeiten:

	Nasenbluten
	Aknenarben
	Harnwegsinfektionen
	Wunden, Geschwüre und Hautentzündungen
	Klaustrophobie
	Gereiztheit
	Hämorriden
	Erkältung
	Schmerzmanagement
	Trauerfall
	Angstzustände und Besorgnis
	Neurasthenie

YLANG-YLANG

Ylang-Ylang bedeutet „Blume der Blumen“. Sein süßer, sanfter, blumiger Duft und sein exotisches Aroma erinnern an Orchideen und Jasmin. Dieses Öl fördert Lust und Sinnlichkeit und ist ein starkes Aphrodisiakum. Auf der anderen Seite kann Ylang-Ylang aber auch beruhigen und entspannen und hat teilweise sogar sedative Wirkung. Das Öl entspannt den ganzen Körper, hebt die Laune und verhilft zu einer positiven Einstellung.

Weitere Anwendungsmöglichkeiten:

	Wut und Eifersucht
	Schuldgefühle
	Sturheit
	niedriges Selbstwertgefühl
	Unvernunft
	Angst vor Menschen
	Stress und Anspannung
	Ungeduld
	Distanziertheit
	Panikattacken
	Misstrauen
	fehlendes Selbstvertrauen
	Schüchternheit
	Niedergeschlagenheit
	Schlafstörungen

YSOP

Ysopöl verströmt einen klärenden Duft, den man als minzig und blumig beschreiben kann. Das potente ätherische Öl sollte nur von erfahrenen Aromatherapeut*innen angewendet werden.

Es wirkt entzündungshemmend, antioxidativ und aufmunternd.

Weitere Anwendungsmöglichkeiten:

	Erkältung, Husten, Halsschmerzen
	Bluthochdruck
	Entzündungen
	Hautreizungen
	Hautausschlag und Psoriasis
	Asthma und Atemwegserkrankungen
	niedriger Blutdruck
	Infektionen
	kleine Biss- und Schnittwunden
	Kummer

ZEDERNHOLZ

Zedernöl wird eine beruhigende Wirkung auf das Nervensystem nachgesagt. Auf spiritueller Ebene bringt es die Menschen zusammen. Sein angenehm holziges, rauchiges Aroma harmoniert mit Bergamotte, Weihrauch, Jasmin, Lavendel, Neroli und Rose. Viele Anwenderinnen und Anwender finden, dass Zedernöl eine friedliche Stimmung verbreitet, und nutzen es gerne beim Meditieren. Zedernöl stimuliert das Lymphsystem, wodurch es bei Atemwegserkrankungen wie Schnupfen, Asthma oder Bronchitis hilft.

Hinweis: Zedernöl nicht während der Schwangerschaft anwenden.

Weitere Anwendungsmöglichkeiten:

	Harnwegserkrankungen
	brennende Schmerzen
	fettige Haut
	Akne
	chronische Hauterkrankungen
	Scheideninfektionen und Ausfluss
	Juckreiz
	Schuppen
	Cellulite
	Zerstreutheit

ZIMT

Zimt hat ein erdiges, würziges Aroma. Das aus ihm gewonnene ätherische Öl duftet pfeffriger und moschusartiger als das gemahlene Gewürz.

Zimtöl belebt und stimuliert den Körper und die Sinne. Es wird traditionell bei Verdauungsproblemen angewandt. Zimtöl harmoniert mit Orange und Gewürznelke, kann aber die Haut reizen und sollte daher mit Vorsicht angewandt werden.

Weitere Anwendungsmöglichkeiten:

	Erkältung und Grippe
	Schüttelfrost
	Schmerzen

	Kreativitätsmangel
	Schwächegefühl
	mentale Erschöpfung
	Gefühlskälte
	Zahnschmerzen
	Wespenstiche, Schlangenbisse, Läuse
	Fieber
	Infektionen
	Diabetes
	Gefühl von Isoliertheit und Einsamkeit
	Angstzustände
	Niedergeschlagenheit
	Menstruationsbeschwerden
	Herz- und Nervenschwäche
	Konzentrationsschwäche

ZITRONE

Um einen Liter Zitronenöl herzustellen, benötigt man die Schale von 3000 Zitronen! Auch dieses ätherische Öl macht sich gut in der Hausapotheke, da es antibakteriell, antiseptisch und keimtötend wirkt.

In Japan schätzt man das Öl vor allem dafür, dass es die Geisteskraft und Produktivität verbessert. Im Alltag löst es Öl- und Fettflecken aus Textilien, und auf blondem Haar und Sommersprossen entfaltet es eine bleichende Wirkung.

Weitere Anwendungsmöglichkeiten:

	Warzen
	Halsschmerzen
	Stärkung des Immunsystems
	Blutungen
	Magen-Darm-Infekt
	Fieber
	Erkältung und Grippe
	Anämie
	Schwellungen
	Durchblutungsstörungen

ZYPRESSE

Zypressenöl wird aus den Blättern und Zapfen der Zypresse destilliert. Es wird eingesetzt, um Infektionen zu bekämpfen, Giftstoffe aus dem Körper zu leiten, das Verdauungssystem zu unterstützen und die Nerven zu entspannen.

Dank seiner adstringierenden Wirkung eignet es sich gut als Zusatz zu einem Fußbad.

Weitere Anwendungsmöglichkeiten:

	Heilung von Wunden und Infektionen
	Entzündungen und Wassereinlagerungen
	Leberreinigung
	erhöhte Cholesterinwerte
	innere Unruhe
	Polyurie
	Muskelkrämpfe und Restless-Legs-Syndrom
	Förderung der Durchblutung
	Aknoprävention
	Atemwegserkrankungen und Asthma
	Schlafstörungen
	Bronchitis

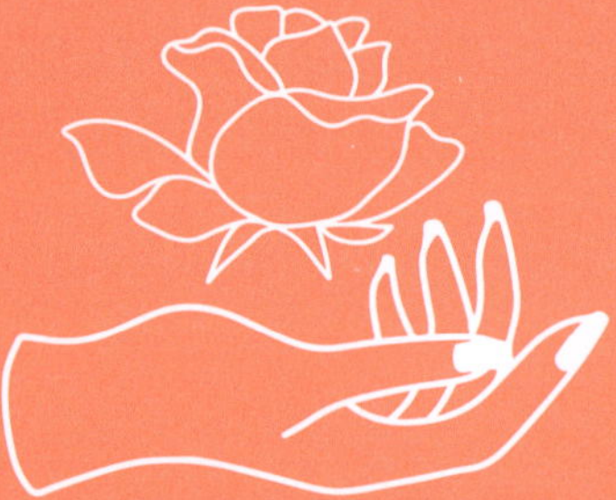

KAPITEL 3

TOP TEN

„Ich persönlich benutze keine Parfums, sondern ausschließlich ätherische Öle."

DONNA KARAN

NÜTZLICHE ÄTHERISCHE ÖLE

Lavendel

Teebaum

Zitrone

Pfefferminze

Eukalyptus

Gewürznelke

Kamille

Weihrauch

Grapefruit

Oregano

BELIEBTE ÄTHERISCHE ÖLE

Lavendel
Bergamotte
Weihrauch
Pfefferminze
Rosmarin
Geranium
Ylang-Ylang
Teebaum
Eukalyptus
Muskatellersalbei

DIE TEUERSTEN ÄTHERISCHEN ÖLE

Agarwood 5320 € / 100 ml

Rosa alba 3740 € / 100 ml

Tuberose absolue 2960 € / 100 ml

Frangipani absolue 2840 € / 100 ml

Champaca absolue 2380 € / 100 ml

Neroli 1270 € / 100 ml

Sandelholz Royal Hawaiian 1260 € / 100 m

Alge absolue 930 € / 100 ml

Alant 740 € / 100 ml

ätherisches Hanföl 563 € / 100 ml

APHRODISIERENDE ÄTHERISCHE ÖLE

Muskatellersalbei

Lavendel

Sandelholz

Ylang-Ylang

Schwarzer Pfeffer

Rose

Jasmin

Patschuli

Ingwer

Zedernholz

ÄTHERISCHE ÖLE GEGEN STRESS

Lavendel

Bergamotte

Lemongras

Neroli

Zitrone

Orange

Ylang-Ylang

Weihrauch

Rose

Kamille

KAPITEL 4

ÄTHERISCHE ÖLE MISCHEN

Werden zwei oder mehr ätherische Öle miteinander kombiniert, entsteht eine wunderbare Synergie. Die Heilwirkungen der einzelnen Öle bleiben erhalten und ergänzen einander. Beginnen Sie mit Mischungen aus gleichen Anteilen, bevor Sie später, nachdem Sie ein wenig Erfahrung gesammelt haben, mit verschiedenen Mengenverhältnissen experimentieren. Für ein Massage- oder Badeöl verwenden Sie immer ein Basisöl, z. B. Jojoba-, Traubenkern- oder Mandelöl. Sie haben die Wahl, ob Sie die Öle gemäß ihrer Duftrichtung, Note oder Wirkung kombinieren.

„Wir alle verfügen über die Fähigkeit, uns selbst zu heilen. Ich weiß es, denn ich habe es schon getan … Machen Sie sich morgens bewusst, dass Sie geliebt werden, dass Sie aus Liebe bestehen und Liebe geben."

LISA BELLINI

MISCHUNG gemäß DUFTRICHTUNG

Ätherische Öle, deren Duft Sie mögen, können Sie nach Belieben kombinieren. Öle, die der gleichen Gruppe angehören, harmonieren besonders gut. Ätherische Öle lassen sich grob in fünf Duftrichtungen einteilen: zitrisch, blumig, grasig, scharf und holzig.

zitrisch

Bergamotte, Grapefruit, Zitrone,
Neroli, Orange

blumig

Rose, Geranium, Ylang-Ylang

grasig

Basilikum, Kamille, Muskatellersalbei, Eukalyptus,
Majoran, Rosmarin, Teebaum, Thymian

scharf

Koriander, schwarzer Pfeffer,
Zimt, Pfefferminze

holzig

Zedernholz, Weihrauch, Zypresse,
Wacholder, Patschuli, Sandelholz

MISCHUNG gemäß NOTE

Die „Note" eines ätherischen Öls wird dadurch bedingt, wie flüchtig der Duft ist. Am schnellsten verfliegen Kopfnotenöle, während Basisnoten besonders lange anhalten. Dazwischen liegt die Herznote, die auch als Bouquet bezeichnet wird. Normalerweise nehmen wir als erstes die Kopfnoten wahr, zu denen die blumigen und zitrischen Öle zählen. Basisnoten sind schwerere Düfte, wie man sie in holzigen Ölen findet. Herznotenöle hingegen werden typischerweise aus Gräsern und Kräutern sowie aus Gewürzen gewonnen.

Eine typische Mischung setzt sich zusammen aus:
30 % Kopf-, 50 % Herz- und 20 % Basisnotenöl

Kopfnotenöle

Bergamotte, Grapefruit, Zitrone, Lemongras,
Orange, Basilikum, Eukalyptus

Herznotenöle

Lavendel, Rose, Geranium, Koriander, Zimt,
Gewürznelke, Zypresse, Kamille, Muskatellersalbei,
Majoran, Oregano, Rosmarin,
Teebaum, Thymian

Basisnotenöle

Ylang-Ylang, schwarzer Pfeffer, Zedernholz,
Weihrauch, Patschuli, Sandelholz, Pfefferminze

MISCHUNG gemäß WIRKUNG

Die verschiedenen ätherischen Öle und ihre Mischungen wirken sich ganz unterschiedlich auf die Stimmung und den Körper aus.

Sie lassen sich in vier Wirkungsgruppen einteilen:

belebend

Bergamotte, Grapefruit, Zitrone, Lemongras, Orange, Koriander, schwarzer Pfeffer, Zimt, Gewürznelke, Zypresse, Basilikum, Muskatellersalbei, Eukalyptus, Pfefferminze, Rosmarin, Salbei, Teebaum

entspannend

Bergamotte, Geranium, Lavendel, Ylang-Ylang, Zedernholz, Weihrauch, Patschuli, Muskatellersalbei, Salbei, Thymian, Rose

reinigend

Grapefruit, Zitrone, Orange, Oregano, Patschuli, Pfefferminze

erdend

Bergamotte, Orange, Rose, Geranium, Lavendel, Koriander, schwarzer Pfeffer, Oregano, Zedernholz, Weihrauch, Sandelholz, Kamille, Majoran, Thymian

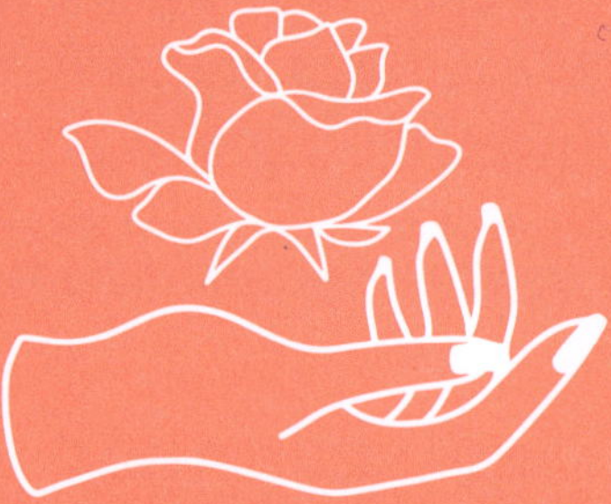

KAPITEL 5

BESONDERE UMSTÄNDE

In diesem Kapitel gehen wir der Frage nach, ob und in welcher Form komplementäre Heilverfahren und Aromatherapie in besonderen Situationen eingesetzt werden können. Dabei kommen auch unsere Haustiere nicht zu kurz.

Wir stellen nützliche Mischungen für den Alltagsgebrauch und für die Reise vor.

„Angesichts der steigenden Nachfrage nach ganzheitlicher Medizin und der ‚grünen Revolution‘ wird auch die Aromatherapie auf mehr Zuspruch stoßen und hoffentlich irgendwann von Ärztinnen und Ärzten ins Repertoire aufgenommen werden.“

ROBERT TISSERAND

AROMATHERAPIE in der SCHWANGER-SCHAFT

Grundsätzlich würde ich Schwangeren von jeglichen Therapien abraten, die „invasiv“ vorgehen, d. h. bei denen etwas in den Körper *eindringt*. Wir wissen, dass alles, was wir *auf* die Haut auftragen, letztlich durch die Haut *in* den Körper gelangt.

Die einfachste Möglichkeit, während der Schwangerschaft auf Aromatherapie zurückzugreifen, ist die Beduftung von Räumen. Dazu können Sie entweder einen Diffuser verwenden, der das ätherische Öl über Holzstäbchen an die Raumluft abgibt, oder eine Duftlampe aus Ton, bei der Sie einen Tropfen Öl in eine Schale geben, unter der ein Teelicht brennt.

Mithilfe der von der Kerze erzeugten Wärme verteilt sich der Duft im ganzen Zimmer.

Allerdings sollten Sie auf jegliche aromatherapeutische Anwendung, auch in Form von Raumduft, verzichten, wenn eine der folgenden Problematiken auf Sie zutrifft:

- Fehlgeburt in der Vergangenheit
- Vaginale Blutungen während der Schwangerschaft
- Epilepsie
- Herzprobleme
- Diabetes
- Probleme mit der Blutgerinnung
- Nieren- oder Leberschäden
- Einnahme von Antibiotika oder Antihistaminika

Schwangeren, die von den genannten gesundheitlichen Problematiken nicht betroffen sind, können wir eine Mischung empfehlen, die beruhigend und entspannend wirkt.

Verwenden Sie ätherische Öle jedoch erst nach Ablauf der ersten drei Schwangerschaftsmonate und ausschließlich die folgenden: Neroli, Mandarine, Kamille, Lavendel, Pfefferminze und Ylang-Ylang.

AROMATHERAPIE während der GEBURT

Manche Hebammen verfügen über eine Ausbildung in Aromatherapie. Klinische Studien haben gezeigt, dass mit einer geburtsbegleitenden Anwendung von ätherischen Ölen die Wahrscheinlichkeit sinkt, dass die Gebärende starke Schmerzmittel oder eine Periduralanästhesie benötigt.

Wenn Sie sich für die Aromatherapie zur Entspannung und Schmerzlinderung während der Geburt entscheiden, sollten Sie das auf jeden Fall unter der Aufsicht und angeleitet von qualifizierten Fachkräften tun. Von einem direkten Kontakt mit den Ölen in Form von Massage oder als Badezusatz ist allerdings abzuraten: Alles, was sich im Badewasser befindet, kann in die Vagina gelangen und eine Reaktion auslösen oder auf das Baby übergehen.

Die folgenden ätherischen Öle können, über einen Diffuser, während der Wehen die Kontraktionen verstärken sowie Ängste abschwächen und Schmerzen lindern: Ingwer, Muskatellersalbei, Mandarine, Lavendel, Lemongras, Weihrauch und Kamille.

BABY und KLEINKIND

Bei Babys und Kleinkindern sollten Sie gänzlich auf Aromatherapie verzichten. Alles, was *auf* die Kinderhaut aufgetragen wird, findet den Weg *in* den kleinen Körper, was grundsätzlich ja auch Sinn und Zweck von Aromatherapie ist, für Kinder jedoch durchaus gefährlich werden kann.

Kommt Ihr Baby nicht zur Ruhe, müssen Sie ärztlichen Rat einholen, denn es könnte ein verstecktes medizinisches Problem vorliegen.

Wenn Ihr Baby zwar im Grunde kerngesund ist, aber dennoch Phasen der Unruhe hat (zum Beispiel beim Zahnen), ist Nähe und Zuwendung in Form von Streicheleinheiten immer noch die beste Therapie.

AROMATHERAPIE für HAUSTIERE

Wichtiger Hinweis: Ein Tier kann nicht sagen, ob es eine Allergie oder Unverträglichkeit hat.

Das bestärkt mich in der Überzeugung, dass es generell keine gute Idee ist, Tieren irgendetwas auf die Haut bzw. das Fell zu schmieren.

Verwenden Sie einen Diffuser oder verwedeln Sie etwas von dem Duft in dem Bereich, wo sich das Tier tagsüber aufhält. Achten Sie aber darauf, dass der Diffuser sich außerhalb der Reichweite des Tieres befindet.

Hunde und Pferde sprechen bei physischen Beschwerden, emotionalen Problemen und Verhaltensauffälligkeiten gut auf eine aromatherapeutische Behandlung an. Trotzdem müssen Sie die Lage zuvor mit der Tierärztin bzw. dem Tierarzt abklären. Außerdem sollten Sie Ihr Tier so gut kennen, dass Ihnen sofort auffällt, wenn sich sein Verhalten oder sein Charakter durch den Einsatz ätherischer Öle auf unerwartete Weise verändert und Nebenwirkungen auftreten.

Wichtige Hinweise:

- Katzen haben einen außergewöhnlichen Geruchssinn und einen empfindlichen Stoffwechsel. Ein ätherisches Öl kann daher, so mild es uns auch erscheinen mag, zu stark für eine Katze sein. Aus diesem Grund ist bei Katzen von Aromatherapie, in welcher Form auch immer, gänzlich abzuraten.
- Nagetiere und andere Kleinsäuger (Wüstenrennmäuse, Hamster, Kaninchen, Ratten etc.) sind zu klein, als dass eine ungefährliche Dosierung gelingen könnte.

- Vögel haben ebenfalls eine hochempfindliche Physiologie und vertragen daher keine ätherischen Öle.
- Bei Fischen, Reptilien und Amphibien verbietet sich aufgrund des pH-Werts und der aquatischen Umgebung der Einsatz jeder Form von Aromatherapie.
- Wenn Ihr Haustier sich nicht wohlfühlt, sollten Sie mit ihm zur Tierärztin bzw. zum Tierarzt gehen und ihm besonders viel Zuwendung und Aufmerksamkeit schenken.

Nützliche ÄTHERISCHE ÖLE für HUNDE

Die folgenden ätherischen Öle sind besonders gut für Hunde geeignet:

Zedernholz

Gut für die Haut und bei Dermatitis,
da Zedernöl antiseptisch ist und die Haut beruhigt.
Außerdem vertreibt es Flöhe.

Kamille

Die sanfte, entzündungshemmende Wirkung von
Kamillenöl ist ideal, um nervöse Hunde zu beruhigen,
und hilft auch bei Gelenkschmerzen.

Muskatellersalbei

Das Öl wirkt beruhigend.

Eukalyptus

Gut gegen Zwingerhusten oder andere Atemwegsbeschwerden dank der antiviralen und entzündungshemmenden Eigenschaften des Öls.

Geranium

Wirkungsvolle Hilfe bei Hautreizungen und Ohrinfektionen, außerdem hält es Zecken fern.

Ingwer

Ideal bei allem, was mit Übelkeit zu tun hat, wie z. B. Reiseübelkeit oder Magenverstimmungen.

Lavendel

Das großartige Allround-Öl hilft bei Hautreizungen, Angst, Insektenstichen und Reiseübelkeit und kann einen nervösen oder aufgeregten Hund beruhigen.

Majoran

Schreckt Insekten ab, wirkt antibakteriell, beruhigt und entspannt.

Pfefferminze

Hilft gegen Zahnschmerzen und Übelkeit.

Neroli

Kann einen Hund beruhigen, aber auch seinen Appetit anregen.

Thymian

Hervorragend geeignet, um Arthritis- oder Rheuma-Schmerzen zu lindern.

Wichtige Hinweise:

- Wenn Ihr Hund krank ist, sich ständig kratzt oder unwohl fühlt, müssen Sie mit ihm zur Tierärztin bzw. zum Tierarzt und gegebenenfalls das verordnete Mittel verabreichen.
- Wenn Ihr Hund Flöhe oder Zecken hat, besorgen Sie ein hochwertiges Produkt, um ihn zu behandeln. Zusätzlich können Sie ätherische Öle verwenden, um die Wohnung zu reinigen und die Flöhe zu vertreiben. Citronella, Zedernholz, Rosmarin, Pfefferminze, Lemongras und Lavendel können helfen, einem Flohbefall effektiv vorzubeugen.

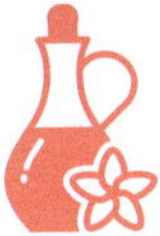

Aromatherapie kann in folgenden Fällen hilfreich sein:

- zur Beruhigung
- um Angriffslust zu schwächen
- zur Reduzierung von Hyperaktivität
- damit der Hund weniger bellt
- zur Behandlung von Insektenstichen
- gegen „Hundegeruch“
- wenn der Hund aus dem Maul riecht
- um Reiseübelkeit vorzubeugen
- zur Linderung von Arthritis-Schmerzen
- zur Behandlung von trockener Haut
- gegen Nervosität

AROMATHERAPIE für PFERDE

Mithilfe von Aromatherapie lassen sich viele Pferdeleiden behandeln, von Sommerekzem, Muskelschmerzen und Mauke bis hin zu Nervosität und Scheuheit.

Greifen Sie auf die Dienste von naturheilkundlich qualifizierten Aromatherapeut*innen zurück, deren Behandlungsmethoden von Ihrer Tierärztin bzw. Ihrem Tierarzt gutgeheißen werden.

Auch ein Diffuser kann manchmal mehr schaden als nutzen. Holen Sie daher stets zunächst ärztlichen Rat ein, bevor Sie aromatherapeutisch tätig werden.

AROMATHERAPIE rund ums HAUS

Die Verwendung ätherischer Öle ist nicht auf Mensch und Tier beschränkt.

Auch im Haushalt können sie von großem Nutzen sein und machen nicht nur sauber, sondern riechen auch noch gut!

BADEZIMMER

Teebaum-, Oregano- und Eukalyptusöl leisten bei der Reinigung des Badezimmers besonders gute Dienste.

Rund um Toilette und Waschbecken sowie in allen Abflüssen machen sie Viren unschädlich.

Kiefernadelöl ist ebenfalls ein hervorragender Keimvernichter und damit ideal für die WC-Reinigung.

SCHLAFZIMMER

Stellen Sie aus zwei oder drei der unten genannten ätherischen Öle ein Matratzenspray her.

Einige Tropfen Öl mit etwas Wasser mischen und die Matratze nach Bedarf besprühen. Das sorgt für guten Duft und befreit das Bett von Keimen, Staub und Milben. Lavendel verhilft außerdem zu einem ruhigen Schlaf.

- **Eukalyptus**
- **Lavendel**
- **Teebaum**
- **Rosmarin**

KÜCHE

Schwarzer Pfeffer, Bergamotte, Zitrone, Grapefruit und Orange sind ideale Zutaten für einen Küchen-Allzweckreiniger. Einige Tropfen in eine Flasche mit etwas Wasser geben und die Küchenoberflächen damit besprühen.

Essigessenz ist zwar kein ätherisches Öl, aber ebenfalls ein hervorragendes und umweltfreundliches Putzmittel.

FUSSBÖDEN

Zitronenöl entfernt Schmutz und Flecken von Fliesen und Hartholzfußböden.

Für einen angenehm duftenden Teppicherfrischer mischen Sie 450 g Backpulver mit *einer* der folgenden Optionen:

- 30 Tropfen Lavendelöl
- Je 10 Tropfen Limetten-, Zitronen- und Orangenöl
- 15 Tropfen Krauseminze und 10 Tropfen Pfefferminzöl
- 15 Tropfen Geranium- und 5 Tropfen Rosmarinöl
- Je 10 Tropfen Kamillen-, Teebaum- und Rosmarinöl

Geben Sie die Mischung in einen Behälter (ein großer Salzstreuer wäre ideal) und bestreuen Sie den Teppich damit. Über Nacht oder mindestens zwei Stunden einwirken lassen und dann absaugen.

Ätherische Öle für unterwegs:

ERSTE-HILFE-SET

Wenn Sie verreisen, nehmen Sie ein Basisöl (Kokos-, Oliven-, Jojoba- oder Mandelöl) mit. Hamamelisöl ist zwar kein ätherisches Öl, hilft aber bei Hautreizungen und sollte daher im Reisegepäck ebenfalls nicht fehlen.

Infektionen
Thymian, Lavendel, Kamille, Eukalyptus, Teebaum, Oregano

Bisse
Lavendel, Kamille, Eukalyptus, Thymian

Insektenabwehr
Citronella, Lemongras, Lavendel, Thymian, Pfefferminze

Jetlag
Lemongras, Grapefruit, Pfefferminze, Lavendel, Eukalyptus, Geranium

Hitzschlag
Lavendel, Eukalyptus, Pfefferminze, Kamille

Reiseübelkeit
Ingwer, Pfefferminze

Zahnschmerzen
Pfefferminze, Nelke, Kamille

Wunden
Lavendel, Kamille, Teebaum

Erbrechen
Pfefferminze, Ingwer, Lavendel (auch Zitronensaft in Mineralwasser mit einem Süßungsmittel hilft)

Prellungen
Kamille, Geranium, Lavendel

Fieber
Eukalyptus, Pfefferminze, Lavendel

Insektenstiche
Thymian, Eukalyptus, Kamille, Lavendel

Verstopfung
Pfefferminze, Thymian

Erkältung
Ingwer, Thymian, Eukalyptus

KAPITEL 6

MISCHUNGEN für (fast) ALLE LEBENS-LAGEN

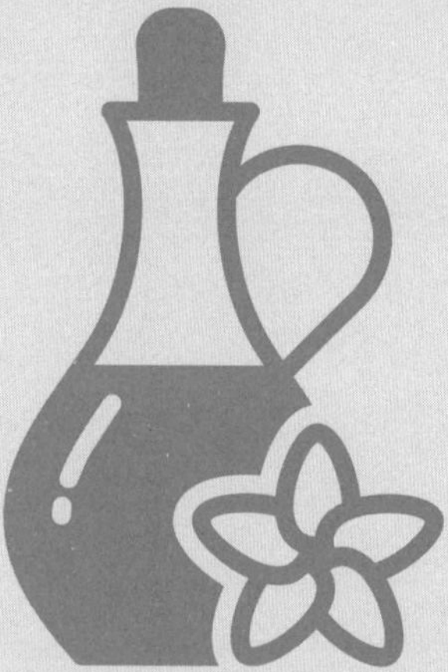

Die folgende Liste gibt an,
welche ätherischen Öle im Falle
bestimmter Zustände, Beschwerden
oder Situationen zu empfehlen sind.

A

Abhängigkeit: Muskatellersalbei, Rose

Akne: Kamille, Teebaum, Weihrauch, Lavendel

Albträume: Weihrauch, Muskatellersalbei, Sandelholz

Allergie: Rose, Wacholder

Ängstlichkeit: Bergamotte, Rosmarin

Angstzustände: Weihrauch, Lavendel, Rose, Jasmin, Sandelholz, Ylang-Ylang

Aphrodisierend: Jasmin, Ylang-Ylang

Arthritis/Rheuma: Kamille, Lavendel, Wacholder, Ingwer

Asthma: Zedernholz, Zypresse, Eukalyptus

Atemwegsinfektion: Eukalyptus, Kiefer, Teebaum

B

Bakterieninfektion: Teebaum, Rosmarin

Besenreiser: Neroli, Lavendel

Besessenheit: Bergamotte, Muskatellersalbei, Lavendel

Besorgnis: Weihrauch, Patschuli

Bettnässen: Kamille, Lavendel, Zypresse

Bisse: Lavendel, Teebaum

Blähungen: Fenchel, Rosmarin

Blasenentzündung: Wacholder, Sandelholz, Lavendel, Eukalyptus

Brennende Schmerzen: Lavendel, Kamille

Bronchitis: Zedernholz, Zypresse, Eukalyptus, Sandelholz

D

Dermatitis: Rosmarin, Kamille, Geranium, Lavendel

Desorientiertheit: Rosmarin, Neroli

Distanziertheit: Jasmin, Ylang-Ylang

Durchblutung: Rosmarin, Lavendel

E

Egoismus: Zitrone, Orange, Ylang-Ylang

Entspannung: Muskatellersalbei, Lavendel, Majoran

Erkältung: Zimt, Eukalyptus, Ingwer, Zypresse

Erschöpfung: Muskatellersalbei, Lavendel, Orange, Basilikum, Rosmarin

F

Feindseligkeit: Muskatellersalbei, Majoran, Ylang-Ylang

Frostbeulen: Rosmarin, Sandelholz, Kamille, Lavendel
Frustration: Grapefruit, Jasmin

G

Gereiztheit: Grapefruit, Ylang-Ylang, Neroli, Rose, Weihrauch, Sandelholz, Kamille, Lavendel
Grübelei: Muskatellersalbei, Jasmin

H

Halsschmerzen: Lavendel, Sandelholz
Hautausschlag: Lavendel, Weihrauch, Geranium, Kamille
Heuschnupfen: Wacholder, Rose
Husten: Zypresse, Sandelholz

I

Insektenstiche/-abwehr: Lavendel, Lemongras

K

Kater: Rose, Wacholder, Rosmarin
Klarheit: Grapefruit, Rosmarin
Klaustrophobie: Muskatellersalbei, Weihrauch
Konzentration: Basilikum, Lemongras

Kopfschmerzen: Lavendel, Pfefferminze, Eukalyptus, Basilikum, Rosmarin
Krampfadern: Zypresse, Lavendel
Krämpfe: Wacholder, Rosmarin, Majoran, Lemongras
Kummer: Rose, Neroli, Weihrauch

L

Lampenfieber: Lavendel, Ylang-Ylang
Langeweile: Lemongras, Grapefruit, Rosmarin

M

Magenschmerzen: Pfefferminze, Kamille
Menopause: Geranium, Muskatellersalbei
Migräne: Rose, Wacholder, Lavendel
Montagmorgen-Gefühl: Rosmarin, Bergamotte
Muskelkater: Lemongras, Rosmarin, Schwarzer Pfeffer, Zypresse

N

Nasenbluten: Zypresse, Weihrauch, Lavendel
Negative Gedanken: Bergamotte, Muskatellersalbei, Lavendel

Neid: Grapefruit, Rose
Neurasthenie: Kampfer, Sandelholz, Grapefruit, Weihrauch, Rose
Niedergeschlagenheit: Bergamotte, Muskatellersalbei

O

Ohnmacht: Basilikum, Rosmarin

P

Panikattacken: Weihrauch, Lavendel
Paranoia: Lavendel, Weihrauch
Pilzinfektion: Teebaum, Thymian
PMS: Wacholder, Geranium, Bergamotte, Lavendel, Rose
Prellung: Lavendel, Teebaum
Psoriasis: Bergamotte, Geranium, Lavendel

R

Rachenkatarrh: Teebaum, Thymian
Reiseübelkeit: Pfefferminze, Lavendel, Bergamotte, Kamille
Reizempfindlichkeit: Wacholder, Sandelholz, Ylang-Ylang

Reue: Bergamotte, Rose
Rissige Haut: Weihrauch, Patschuli
Ruhelosigkeit: Kamille, Lavendel, Muskatellersalbei, Neroli

S

Schlafstörungen: Muskatellersalbei, Lavendel
Schnittwunden: Lavendel, Teebaum
Schock: Neroli, Lavendel
Schüchternheit: Bergamotte, Jasmin, Ylang-Ylang
Schuldgefühle: Ylang-Ylang, Basilikum, Sandelholz
Schuppen: Zypresse, Zedernholz, Rosmarin
Schüttelfrost: Majoran, Rosmarin
Sehnenschmerzen: Rosmarin, Lavendel, Wacholder
Selbstkritik: Weihrauch, Sandelholz, Ylang-Ylang
Selbstvertrauen: Jasmin, Ingwer, Bergamotte, Ylang-Ylang
Selbstwertgefühl: Sandelholz, Ylang-Ylang
Sinusitis: Eukalyptus, Lavendel, Basilikum, Sandelholz
Sonnenbrand: Lavendel, Kamille
Sorgen: Kamille, Lavendel

Stimmungsschwankungen: Geranium, Lavendel
Stress: Zedernholz, Muskatellersalbei, Neroli

T

Teilnahmslosigkeit: Jasmin, Rosmarin
Tinnitus: Lavendel, Pfefferminze, Sandelholz
Trägheit: Zitrone, Zypresse, Rosmarin
Traurigkeit: Jasmin, Rose
Trockene Haut: Geranium, Sandelholz

U

Übelkeit: Lavendel, Pfefferminze, Fenchel
Überarbeitung: Muskatellersalbei, Majoran, Neroli, Lavendel, Lemongras, Weihrauch
Übermäßige Redseligkeit: Zypresse, Majoran
Unentschlossenheit: Grapefruit, Rosmarin, Cajeput
Ungeduld: Lavendel, Ylang-Ylang
Unnachgiebigkeit: Geranium, Jasmin, Ylang-Ylang
Unsicherheit: Weihrauch, Lavendel, Sandelholz
Unvernunft: Lavendel, Ylang-Ylang, Majoran
Unwohlsein: Zimt, Pfefferminze, Schwarzer Pfeffer, Lavendel, Wacholder, Rose

V

Verbitterung: Grapefruit, Lavendel, Ylang-Ylang
Verbrennung: Teebaum, Lavendel
Verjüngung: Weihrauch, Rose
Verstauchung: Lavendel, Kamille
Verstopfung: Rosmarin, Schwarzer Pfeffer
Verwirrtheit: Kardamom, Grapefruit
Verzagtheit: Bergamotte, Grapefruit

W

Wutanfälle: Kamille, Lavendel

Z

Zahnen: Lavendel, Kamille
Zahnschmerzen: Gewürznelke, Pfefferminze
Zorn: Ylang-Ylang, Grapefruit, Bergamotte
Zwanghaftigkeit: Muskatellersalbei, Patschuli
Zynismus: Sandelholz, Jasmin